T_c^{40}
39

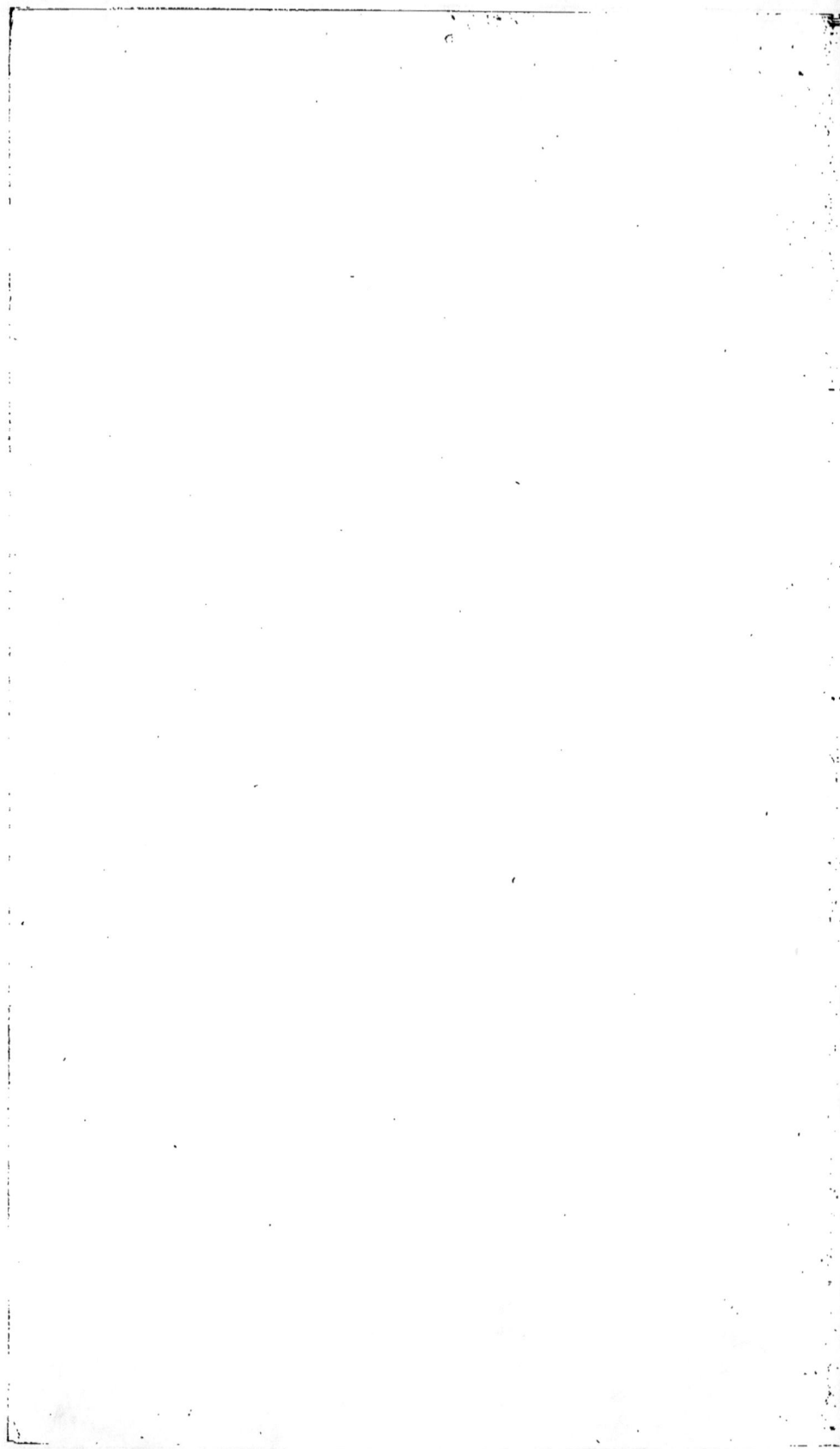

DE LA

LADRERIE DU PORC

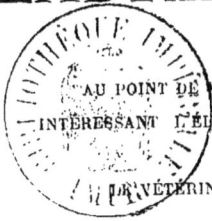

AU POINT DE VUE DE L'HYGIÈNE PRIVÉE ET PUBLIQUE

INTÉRESSANT L'ÉLEVEUR, L'ACHETEUR, LE CONSOMMATEUR

LE MÉDECIN,

LE VÉTÉRINAIRE ET L'ADMINISTRATEUR PUBLIC

Par C. BÉVIÈRE

MÉDECIN-VÉTÉRINAIRE

Membre de la Société de médecine de Grenoble, etc.

Mémoire lu et discuté devant la Société de Médecine de Grenoble,
aux séances des 9 novembre et 14 décembre 1863.

GRENOBLE

TYPOGRAPHIE ET LITHOGRAPHIE F. ALLIER PÈRE ET FILS

GRAND'RUE, 8 COUR DE CHAULNES

1864

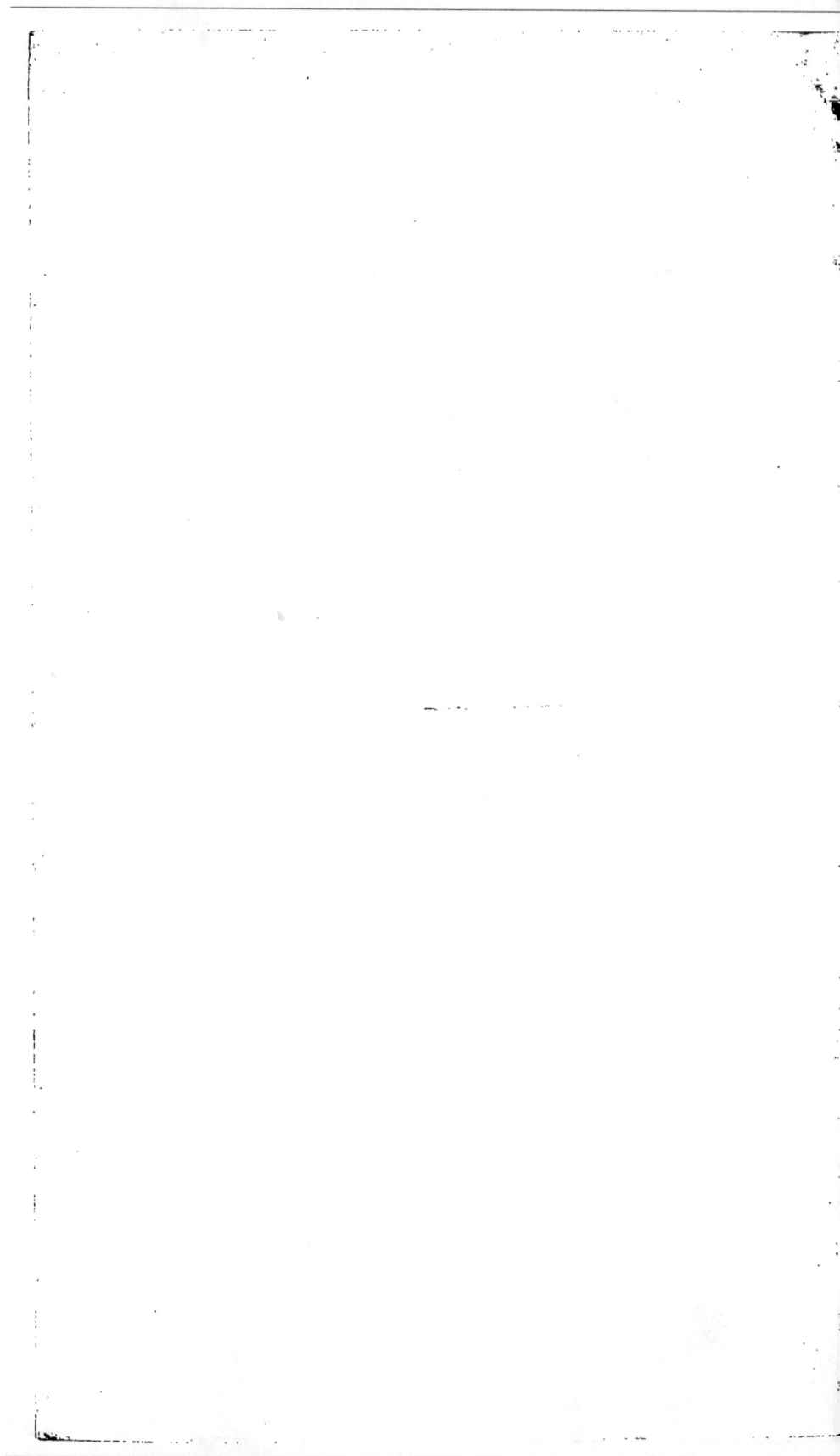

DE LA LADRERIE DU PORC

Le porc, vulgairement connu sous le nom de cochon, est un mammifère qui forme le genre type
de la famille des sulliens de M. Isidore Geoffroy
Saint-Hilaire.

La connaissance de cet animal étant familière à
tout le monde, nous croyons pouvoir nous dispenser
d'indiquer ses caractères zoologiques, qui ne seraient,
du reste, que d'une importance tout-à-fait secondaire
pour le but que nous nous proposons.

Le cochon domestique d'Europe n'est qu'un sanglier dont une antique servitude a modifié, jusqu'à
un certain point, les caractères physiques et moraux.

C'est un animal que l'homme a partout assujéti à
ses besoins, ce qui fait qu'on le retrouve aujourd'hui
répandu sur toute la surface du globe. Les dernières
données statistiques élèvent actuellement en France,
son chiffre en nombre, à la somme énorme de quatre
millions, neuf cent dix mille sept cent vingt-et-une
têtes, représentant une valeur vénale approximative
de 172,556,018 francs, au cours moyen abaissé de
35 fr. et quelques centimes l'un.

La chair du porc est estimée de tout le monde,
on la façonne de toutes les manières ; elle est utilisée
dans tous les ménages et particulièrement dans les

campagnes, où elle forme chez nous, en quelque
sorte, le seul aliment gras du pauvre.

Au point de vue de l'économie rurale, le nombre
des porcs augmente au fur et à mesure que l'agricul-
ture s'enrichit de plantes alimentaires. Et comme
spéculation, l'élevage et l'engraissement de cet animal, dirigés avec intelligence par ceux qui s'y adon-
nent au milieu des autres travaux d'une exploitation
rurale font produire à leur spéculation un bénéfice
considérable.

Et cependant, malgré les services qu'il rend, le cochon est presque généralement logé dans nos fermes,
dans des réduits affreux, humides et obscurs, toujours mal tenus; sa nourriture est souvent insuffi-
sante et impropre à sa nature, en un mot il est de
tous, l'animal le moins affectionné de la ferme.

Aussi par ces causes, et par tant d'autres qu'il est
inutile d'énumérer ici, le cochon est-il sujet à des
maladies qui lui sont spéciales, indépendamment de
celles, en assez grand nombre, qu'il partage avec tous
les autres mammifères.

Au nombre des maladies bénignes ou graves qui
atteignent cet animal, il en est qui peuvent se transmettre à des animaux d'espèces différentes et même
à l'homme. C'est à ce point de vue qu'il importe de
les étudier et de les connaître pour y porter remède.

Parmi ces maladies, la ladrerie est sans contredit
la plus commune; c'est elle qui, sous le double rapport de l'hygiène privée et publique et de la médecine comparée, offre le plus d'intérêt.

Nous nous sommes efforcé, dans la description

que nous allons en donner, de rendre notre travail aussi complet que possible, en consultant les divers auteurs contemporains qui ont déjà écrit sur le même sujet, et afin d'atteindre le plus possible notre but, nous avons également cherché à le mettre à la portée de tous, en laissant de côté autant que nous avons pu, dans les détails, les termes techniques et les discussions purement scientifiques.

SOMMAIRE. — Définition. — Causes. — Symptômes. — Pronostic. — Salubrité publique. — Marche. — Lésions cadavériques. — Traitement. — Expertise et fraude. — Législation.

DÉFINITION. -- La ladrerie est une maladie particulière au porc. Elle est produite par le développement anormal de vers appelés cysticerques qui envahissent le tissu cellulaire de cet animal.

Et comme cette famille de cysticerques en renferme des espèces diverses, on désigne sous le nom de cysticerque celluleux (*cysticercus cellulosæ*) celui qui atteint le porc.

« Les cysticerques sont des vers intestinaux fort simples en organisation qui appartiennent au groupe des vésiculaires ou hydatiques (*les cystica de Rudolphi*). M. C. d'ORBIGNY. »

« La structure de ces animaux élémentaires présente néanmoins une partie céphalique distincte, pourvue latéralement de quatre ventouses arrondies, entourant une trompe très courte, et surmontée de deux couronnes de crochets fort aigus. Leur corps, en général court, et dont le diamètre varie peu en premier lieu de celui de la tête, est ridé plutôt qu'articulé dans une partie qu'on appelle cou, et se termine en arrière par une dilatation vésiculaire beaucoup plus large que ce dernier, qui est rempli d'un liquide d'apparence séreuse. Le cou, ainsi que la partie céphalique, sont rétractiles dans cette sorte de poche. En général, les cysticerques sont enfermés dans une poche fibreuse qui appartient à l'animal, dont ils sont parasites et sur laquelle rampent des vaisseaux sanguins appartenant à celui-ci. » (M. C. d'Orbigny).

Le mot de ladrerie est un nom vulgaire qui vient de Lazarre. Ce nom fut attribué aux lépreux, à cause de ce que Lazarre était supposé avoir été atteint de la lèpre. La ladrerie a pour synonymie, le mot d'éléphantiasis ou lèpre des Grecs. L'hôpital destiné au traitement des lépreux se désignait sous le nom de Ladrerie. (P. H. Nysten).

On l'a nommée encore vulgairement *noselerie*, *pourriture de Saint-Lazarre*, etc. (Hurtrel d'Arboval).

Dans les Alpes on dit, un porc *grenu*, du lard *grenu*.

La ladrerie est une affection très-commune sur les jeunes porcs, mais que l'on rencontre plus rarement sur les sujets adultes ou âgés. C'est chez ces animaux une maladie grave et incurable, ainsi que nous avons cherché à l'établir dans le cours de cette étude.

Moïse et après lui Mahomet avaient anciennement cru devoir proscrire l'usage de la viande du porc, pensant, par cette défense, préserver les hommes de l'affreuse maladie connue sous le nom de lèpre.

Causes. — La privation d'aliments, la mauvaise

qualité, la prédominance de l'eau dans leur compo-
sition, les logements humides, sombres, les saisons
ou les années pluvieuses, les déperditions de sang
ou l'exagération des sécrétions intestinales, sont des
causes occasionnelles de la ladrerie. Une marche
forcée pendant une saison humide peut encore accidentellement la provoquer (1).

« Des expériences ont péremptoirement démontré
que le ver vésiculaire que l'on retrouve dans le tissu
cellulaire des porcs ladres, a pour origine les proglottides ou les proscolex du tœnia solium, rendus par
l'homme, et qui sont déglutis par les porcs. » (M. L.
LAFOSSE.)

Les noms de *proglottides*, de *proscolex*, de *scolex*,
doivent être peu familiers aux personnes qui n'ont
pas fait d'étude spéciale en histoire naturelle. Afin
de mieux faire comprendre la formation du ver vésiculaire, je vais tâcher de donner quelques explica-
tions sur ce qu'on entend par *proglottides*, *proscolex* et
scolex.

---

(1) D'après nos recherches, nous avons pu nous convaincre que toutes
les races étaient au même degré sujettes au développement de la ladrerie. Si on a dit que telle ou telle race plutôt qu'une autre y était
plus prédisposée, c'est dû à l'alimentation aqueuse, prolongée, que dont
nent les habitants de cette localité ou même les marchands. Il est à
remarquer que dans une localité quelconque, petite ou grande, tous
les habitants nourrissent leurs animaux avec des aliments de la même
nature. Dans les localités où on a l'habitude de donner presque exclusi-
vement des aliments aqueux, la chair du porc est flasque, pâle, le lard
est mou, la chair est sans consistance, elle peut à peine servir dans les
pharmacies. Le sang est clair, le serum prédomine de beaucoup sur les
globules. Aussi la ladrerie s'y montre-t-elle sur la majorité des porcs.

On désigne sous le nom de proglottides, les anneaux postérieurs du ténia; ces anneaux se détachent et renferment à leur intérieur des œufs contenant chacun un embryon, qui ne se développe pas dans l'intestin de l'animal où il s'est formé; mais, ingéré par des animaux dans lesquels il doit se développer, il donne naissance à un ver auquel Van Beneden donne le nom de proscolex, qui est alors armé de six crochets disposés en paires qui lui servent à se mouvoir.

Le *proscolex* à cet état pénètre dans le système circulatoire, chemine avec le sang; dès qu'il arrive dans l'organe où il doit prendre son existence, il sort du vaisseau qui le renferme pour se fixer et se transformer en une vésicule vivante pouvant prendre de grandes dimensions. Cette vésicule, si elle provient du *cysticercus tenuicollis* par exemple, produit par gemmation une seule tête, ou un grand nombre de têtes comme chez le *cœnure cérébral*. Ces têtes se détachent pour former chacune un être à part que l'on désigne sous le nom de *scolex*. Les scolex ont une tête, un cou rétréci et un corps très-court.

Les proscolex libres, ou ceux qui le deviennent après avoir été déglutis avec les anneaux du ténia, s'insinuent à travers les parois de l'intestin dans les organes circonvoisins, ou bien ils pénètrent dans les lymphatiques du mésentère ou les veines mésaraïques; en tout cas, ils parviennent dans la circulation artérielle et sont charriés avec le sang dans toutes les parties de l'économie où ils arrivent à s'arrêter, se fixer et se développer. Si ces vers, parvenus à leur état de maturité, sont déglutis encore vivants par l'homme, il se développe, à la suite de leur tête, un nombre presque indéfini d'anneaux, et ils constituent alors le ténia solium. Ce sont ces anneaux qui, produits par gemmation, ou se détachent de l'extrémité opposée à leur tête lorsqu'il sont fécondés, ou bien, à l'état de proglottides, donnent de nouveau naissance, chez le porc, au cysticerque celluleux. Pour ne laisser aucun doute sur ce cercle de métamorphoses, M. Leuchart, ne s'est pas borné à faire développer la ladrerie du porc, en lui administrant les proglottides du ténia solium ; au moyen du cysticerque celluleux, il a donné le ver solitaire à des individus de l'espèce humaine condamnés au dernier supplice.

Ces expériences ont été répétées à Munich, par le professeur Nicklas, sur des élèves de l'école vétérinaire. On en doit d'analogues à M. Kuecheinmester.

Il ne faudrait pas croire, pourtant, que cette double expérience réussisse dans tous les cas, à supposer que l'on administre au porc ou à l'homme des proglottides ou des cysticerques à un état de maturité parfaite. Ici, comme pour les autres maladies dues à des parasites, en général, il est indispensable que les individus qui reçoivent les germes de ces êtres, se trouvent dans une prédisposition favorable ; dans le cas contraire, les germes meurent, et la maladie que leur développement aurait déterminée ne se rencontre pas.

Ce mode de génération de la ladrerie exclut-il sa transmission héréditaire et sa contagion ? Non, sans doute ; nous pensons, au contraire, que l'hé-

rédité démontrée par l'expérience reçoit la sanction
d'une explication physiologique positive; et que même
la contagion, sur laquelle on n'avait conçu que des
doutes, doit être considérée comme pouvant certai-
nement se produire dans quelques circonstances.

» En effet, il est facile de concevoir que les proscolex, êtres essentiellement microscopiques, peuvent
se trouver mélangés au sperme du mâle qui les a
déglutis ; que par l'intermédiaire de la semence,
par conséquent, ils ont pu être portés jusqu'aux
ovules; qu'ils pouvaient déjà, lors de la fécondation,
se trouver dans les ovules, si c'était la femelle qui
les eût déglutis avant la copulation; qu'enfin pendant la gestation, le sang qui abonde au placenta et
sert à la nutrition du fœtus, peut porter à ce dernier
les proscolex, qui, en s'y développant, feront surgir
la ladrerie, reconnaissable déjà au moment où ces
fœtus verront le jour, ou peu de temps après leur
naissance. Ainsi donc, il est certain, aujourd'hui,
que la ladrerie est une maladie héréditaire et même
congéniale, ainsi qu'on avait pu déjà le déduire des
observations et des expériences de Hervieux, de Toggia et de Dupuy, faites, non-seulement sur le porc
domestique, mais encore sur le sanglier. »

Hervieux a vu des cochonnets, au nombre de deux
sur une portée de douze, qui en naissant étaient af-
fectés de la ladrerie.

Il éleva une truie qu'il fit saillir par un cochon
très-sain, et cependant elle donna six cochonnets
ladres.

Toggia a observé un goret de douze jours qui était atteint de la ladrerie.

Dupuy a observé la ladrerie sur deux jeunes sangliers.

M. Roche-Lubin, vétérinaire à Saint-Affrique, cite deux exemples authentiques pour l'hérédité.

1º Un verrat est mis en rapport avec une truie saine. Pendant la gestation on ne remarque aucun symptôme de la ladrerie ; à la mise bas les sept cochonnets furent ladres. Quinze jours après on constata la ladrerie sur la mère.

2º Une truie ladre est satisfaite par un verrat sain; elle met bas et à terme six cochonnets rachitiques et ladres.

Monsieur Roche-Lubin dit que les truies ont été étrangères aux causes probables de la ladrerie.

« Quant à la contagion, bien que les expériences faites à Alfort n'aient pas eu pour résultat de la produire, il ne faudrait pas cependant en conclure que les affirmations de ceux qui prétendent l'avoir observée soient tout-à-fait erronées.

« On conçoit très-bien que des verrats Anglo-Chinois d'Alfort, mis en co-habitation avec des truies ladres depuis longtemps, n'aient pas contracté la maladie, à supposer même qu'ils aient couvert ces dernières ; car une fois les proscolex fixés et passés à l'état de scolex, ils ne peuvent plus s'échapper de l'organisme qui les recèle, et passer dans l'organisme de l'animal exposé à la contagion pour s'y entretenir, y croître et y déterminer des effets morbides. Mais il n'en serait plus de même si des individus de

1

l'espèce porcine, quel que soit leur sexe, ayant depuis longtemps l'occasion d'avaler le ténia solium, étaient mis en communication avec d'autres porcs, peu de temps après l'ingestion des derniers proglottides de ce ténia. Il est facile de comprendre qu'alors ces individus, rendus ladres par les proscolex du ver solitaire qu'ils auraient depuis longtemps déglutis, pourraient rejeter une partie du proscolex ingéré en dernier lieu, et que ceux-ci, pris avec les aliments par les porcs sains, feraient développer la ladrerie chez ces derniers.

« Nous croyons donc à la possibilité de la contagion, ainsi comprise, et à la condition que les porcs ladres auraient avalé récemment des proglottides ou des proscolex de ténia solium à l'époque où aurait commencé l'expérience consistant à les mettre en co-habitation avec des porcs sains.

« Nous allons même plus loin, et nous disons que des porcs sains en apparence, mais venant d'avaler des proscolex du ténia solium, sont capables de transmettre la ladrerie dans les porcheries où l'on viendrait à les introduire. » (M. L. LAFOSSE).

Tout en partageant l'opinion de M. Lafosse sur l'*origine*, l'*hérédité* et la *contagion* de la ladrerie dans certaines circonstances, nous pensons que la contagion peut aussi se transmettre *mécaniquement* du mâle à la femelle pendant la copulation. Et voici comment, nous croyons que les choses se passent :

Les proscolex, arrivés dans la circulation artérielle, seraient emportés dans les reins par les artères reinales, puis dans les bassinets en passant dans la couche tubuleuse et de là dans la vessie avec l'urine par les uretères ; ces mêmes proscolex, emportés de ce grand réservoir par l'urine, dont l'émission chez le porc est caractérisée par un courant rapide et saccadé, seraient charriés au dehors avec elle, pendant que quelques-uns s'accrocheraient à la muqueuse uréthrale.

Et si à ce moment l'accouplement a lieu, les proscolex qui sont en avant du verumontanum seraient lancés en quelque sorte dans l'utérus ou les trompes utérines, et peut-être encore, dans l'ovaire avec la liqueur fécondante.

Nous émettons cette opinion en nous appuyant sur ce que nous avons observé sur trois porcs : deux appartenant au sieur Perrant, marchand ambulant, et le troisième à M. le comte de Marcieu.

En 1862, le sieur Perrant nous fit faire l'autopsie de deux porcs qui venaient de succomber à la suite d'une abstinence prolongée. Le 1er avait dans l'épaisseur de la capsule fibreuse du rein gauche une multitude de cysticerques de la grosseur d'un grain de mil. A l'intérieur de ce rein, sur les mamelons excréteurs de l'urine, nous avons remarqué des cysticerques analogues. Deux de ces helminthes étaient implantés sur la muqueuse de l'orifice uréthral ; un grand nombre s'étaient fixés dans toute l'étendue de la muqueuse de ce canal.

Le 2e porc m'a présenté des cysticerques sur la face interne des paupières et sur le bord de celles-ci, près des glandes de Meïbomius ; sur la muqueuse qui enveloppe la face inférieure de la langue ; sur la surface des poumons; dans le tissu cellulaire des muscles sous-scapulaires etc. etc., à l'extrémité de l'urèthre et quelques uns dans le repli cutané appelé fourreau, correspondant au prépuce de l'homme. Ce porc, ainsi que le premier, avait été émasculé à l'âge de 2 mois.

Au mois d'août dernier, dans la porcherie du château de la Retaudière (Saint-Marcellin), où réside M. le comte de Marcieu, nous avons fait l'ouverture d'un magnifique verrat Anglo-Chinois qui avait succombé la veille, des suites d'une ischurie intense. En présence de M. le comte, nous avons fait soigneusement l'ouverture de tous les organes et de tous les vaisseaux de cet animal. Dans nos recherches, nous avons constaté la rupture de la vessie dans sa partie antérieure, etc. etc. Dans la partie pelvienne de l'urèthre, près des glandes de Cowper, existait une agglomération de cysticerques qui retenaient des sédiments et devaient intercepter le cours de l'urine. Des cysticerques existaient dans le tissu cellulaire des cuisses, sur le mésentère, etc., etc.

M. le comte a su, quinze jours après, que ce verrat lui avait été cédé à bas prix, parce que cet animal avait la réputation de transmettre la ladrerie à la femelle et à ses descendants, et que depuis quelques temps il souffrait pendant l'émission de l'urine.

Ces observations nous suggèrent les réflexions suivantes :

Pendant que les proscolex voyageaient dans les voies urinaires de ces trois porcs, si les deux premiers n'eussent pas été émasculés et qu'on les eût mis en rapport avec des femelles, les jets spermatiques n'auraient-ils pas pu emmener des proscolex qui se trouvaient en avant des canaux spermatiques dans l'utérus ou les trompes utérines, ou bien encore dans les ovaires pour s'y multiplier et se répandre dans l'économie afin de faire développer la ladrerie ?

Ne serait-ce pas la seule voie de transmission de la contagion pendant l'accouplement ?

Quoi qu'il en soit, que la contagion se fasse par les proglottides ou les proscolex ingérés, ou par les proscolex mélangés au sperme du mâle qui les a déglutis, ou bien par les proscolex déglutis et chassés des voies urinaires par la semence, nous croyons que la ladrerie est héréditaire et congéniale, qu'elle est contagieuse dans certaines circonstances.

La contagion du mâle à la femelle par l'accouplement et la transmission héréditaire sont connues des grands marchands qui sillonnent le Dauphiné en vendant par an de dix à quinze mille porcs. Tous disent, d'après leurs observations pratiques, que le mâle ladre, mis en rapport avec une femelle saine, transmet assez souvent la ladrerie à la plupart de ses extraits et quelquefois à tous, et que la mère ne tarde pas elle-même à en être atteinte.

Ces marchands connaissent leurs vendeurs aussi bien que leurs acheteurs. Ils savent que chez tels propriétaires ou fermiers il y des porcs ladres, et que chez tels autres il y a des porcs sains ; que dans telle localité ils vendront les porcs tarés. Aussi comment procèdent-ils? Ils forment un troupeau des cochons ladres, qu'ils font conduire par un de leurs employés dans des villages éloignés où ils savent que les acheteurs sont crédules et pauvres, où il n'y a ni médecin, ni vétérinaire, et pas d'autorité compétente; où ils s'entendent avec les empiriques de la médecine pour vanter leur marchandise, et le tout, pour quelques jours de libation. Cette vérification coupable, jointe au bas prix de ces porcs tarés (1), engage ces pauvres habitants à profiter de l'occasion et à se nourrir de viande insalubre. Leur ignorance en pareille matière intéresse vivement la bienveillance de l'administration.

Symptomes. — Nous allons diviser les symptômes en deux périodes :

Première période. — Elle est d'abord obscure au début quand les cysticerques sont peu nombreux ou qu'ils sont dans le tissu cellulaire d'un organe peu important; mais lorsque ces parasites, en grand nombre, envahissent l'économie, l'animal éprouve une faiblesse générale, il se tient en route derrière le troupeau, et lorsqu'on l'alimente, il mange avec voracité sans s'engraisser, quoique les digestions se fassent bien. Lorsqu'on le prend par une patte il ne se défend pas; les muqueuses sont pâles ou d'un rouge uniforme, bleuâtre ou vineux. A cette première période de la maladie, il est rare de ne pas trouver

---

(1) Pour 15, 20 fr. ils donnent un porc qui vaudrait de 50 à 70 fr. s'il était sain.

des cysticerques sur le frein de la langue ou sur la conjonctive.

Deuxième période. — Les animaux sont faibles, ils sont souvent couchés, l'infiltration du tissu cellulaire a lieu, on la reconnaît à la peau qui est devenue épaisse et a perdu de sa sensibilité, ainsi qu'aux soies qui s'arrachent presque au toucher. Les digestions sont lentes ; les ganglions lymphatiques sous-cutanés s'engorgent.

Le signe pathognomonique est la présence de vésicules de la grosseur d'un grain de mil, ou d'un petit pois, qui sont accumulés à la base de la langue. Ces petites vésicules ou vers se montrent bientôt sur les conjonctives et plus tard dans les tissus, si on ne les a pas remarqués dans la première période de la maladie. Cette dernière lésion est l'indice que la maladie est très-avancée. Alors le sujet maigrit rapidement et d'une manière très-appréciable, puis il s'affaiblit de plus en plus, sa voix devient rauque à la suite de l'envahissement de nombreux cysticerques dans le gosier ou dans les bronches ; il y a jetage dans les naseaux et une diarrhée épuisante ne tarde pas à se montrer. Les extrémités de derrière s'affaiblissent, puis se paralysent ; le corps exhale une mauvaise odeur, le tissu cellulaire se soulève par l'infiltration, l'animal tombe dans le marasme et meurt.

PRONOSTIC. — Le pronostic est grave, en ce sens que la thérapeutique est impuissante à la destruction de ces helminthes qui envahissent l'économie ; car comment détruire ceux qui sont dans les méninges, le péricarde, le poumon, etc. ?

SALUBRITÉ PUBLIQUE. — La viande ladre doit être
défendue, parce qu'elle est inférieure comme qualité;
qu'elle ne peut pas faire de bon bouillon; qu'à l'état
de simple invasion elle ne peut plus se vendre que
comme viande basse; qu'à l'état de maladie plus
avancée elle doit être forcément jetée, et que l'u-
sage répété de cette viande ainsi attaquée, produit
sur l'homme des maladies putrides. Mangée crue
soit volontairement, soit accidentellement, ou bien
encore mal cuite, elle développe dans l'intestin
de l'homme le ténia solium, qui est une forme du
cysticerque.

Quand ils se développent dans les organes diges-
tifs de l'homme, les cysticerques n'amènent pas ordinairement d'accidents appréciables; mais ils occa-
sionnent fréquemment des dérangements intellec-
tuels quand ils sont logés dans les plexus vasculaires
du cerveau.

Par analogie avec ce qui se produit chez l'homme
en pareil cas, le porc qui mange lui-même des ex-
créments humains contenant des œufs de ténia,
prend de son côté la ladrerie. Ce qui établit d'une
manière évidente que ces deux maladies sont soli-
daires entre elles, puisqu'elles peuvent simultané-
ment et alternativement être cause et effet l'une de
l'autre.

MARCHE. — La marche de la maladie est lente, elle
dure plusieurs mois et peut même se prolonger plusieurs années; il y a des cochonnets qui en sont at-
teints depuis leur naissance et qui la conservent

jusqu'à l'âge de deux ans et de deux ans 1/2 (*Pradal*). Ce n'est que quand les cysticerques sont en grand nombre que l'animal tombe dans le marasme et meurt.

LÉSIONS CADAVÉRIQUES. — La chair des porcs abattus ou morts sous l'influence de cette maladie est décolorée et jaunâtre. On trouve des cysticerques en grand nombre qui forment des ampoules grosses comme des grains de mil ou des petits pois, arrondies, transparentes, et dans lesquelles est renfermé le ver vésiculaire qui se loge de préférence dans le tissu cellulaire, les interstices musculaires, le foie, le tissu du cœur, le péricarde, dans les parois de l'estomac, l'abdomen, les anfractuosités cérébrales, les méninges et à la base de la langue. Rudolphi a trouvé des cysticerques jusque dans les muscles de l'œil. La présence des cysticerques à la base de la langue n'est pas toujours constante, il peut arriver que l'animal soit ladre et ne présente pas de cysticerques évidents; mais ce cas est rare.

Dans cette affection les ganglions lymphatiques sont gros et gorgés de sérosité, le tissu cellulaire des parties déclives renferme de la sérosité dans ses mailles quand la maladie est à son début; quand elle touche à sa dernière période, au lieu de rester localisée, elle envahit le tissu cellulaire tout entier. A ce dernier degré, les cavités splanchniques renferment de la sérosité. Le sang est séreux, dissous, les muscles sont ternes et sans cohésion.

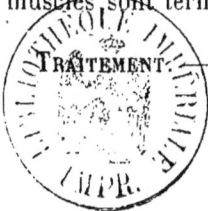

TRAITEMENT. — Dans le traitement de la ladrerie,

on ne peut, pour ainsi dire, recommander que des moyens préservatifs, c'est-à-dire, une nourriture saine et tonique, de préserver l'animal de l'humidité, de l'abreuver avec de l'eau saine, d'éviter l'influence des endroits bas et malsains. Éloigner de la reproduction les animaux tarés ou soupçonnés de l'être, éviter de laisser manger à l'animal des immondices contenant la source de la ladrerie. Quelques personnes ont voulu essayer des traitements curatifs, mais ils sont restés presque sans effet. Les mercuriaux, les préparations sulfureuses, les sels d'arsenic, qui avaient été préconisés ont tous échoué.

Le traitement que l'on pourrait essayer avec le plus d'avantage est le traitement tonique, diurétique et vermifuge. Les purgatifs peuvent s'employer pour débarrasser l'intestin des helminthes qu'il pourrait contenir. Les bons aliments et l'emploi de plantes amères peuvent également opérer une diversion salutaire. Dans tous les cas, il est nécessaire, dès le début de la maladie, de placer l'animal dans un local très-sain et de le mettre de suite à l'engrais. Si une fois en état de graisse, sa chair peut encore se manger, il faut le sacrifier pour le consommer comme viande fraîche.

Hâtons-nous d'ajouter, toutefois, que la ladrerie est une maladie incurable, qui devrait commander l'abatage des animaux dès qu'on en soupçonne l'apparition.

EXPERTISE ET FRAUDES. — L'expertise peut avoir à s'exercer sur les états suivants : animal vivant, chair crue et chair cuite. Nous allons les passer en revue tous les trois :

Vivant il faut constater la présence des hydatides, les chercher sur le frein de la langue et sur la conjonctive, y passer le doigt pour rencontrer les rugosités formées par les cysticerques ; s'aider des symptômes qui accompagnent cette maladie. Quand l'animal a été *abattu* ladre, ou mort de cette maladie, il est facile de s'assurer de la vérité en ouvrant l'animal.

Si le cochon est *abattu* avant que la maladie se soit généralisée, on ne remarque aucune altération dans les organes, seulement les chairs sont flasques, blanchâtres ou jaunâtres ; mais si le cochon est mort de cette affection ou abattu lorsque la maladie s'est emparée de tous les tissus, on trouve des altérations évidentes dont il est nécessaire de parler ici. Si le poumon est attaqué, sa couleur est pâle, son tissu est spongieux, on trouve, en l'ouvrant, des points d'induration qui renferment presque toujours des hydatides. Si c'est le foie, il présente des altérations analogues à celles que nous venons de voir sur le poumon.

Cuite, la vue montre cette chair parsemée de petits points blanchâtres et durs, de la grosseur d'un grain de mil, de sorgho, ou bien encore de la grosseur d'un petit pois, qui sont tous autant de cysticerques. Mangée, elle craque sous la dent, elle n'a pas de saveur et détermine des diarrhées et même des indigestions quand on en mange avec excès.

A la cuisson encore, cette viande crépite sur le gril, se réduit à un petit volume ; elle est gluante, et le bouillon qui en résulte est trouble, blanchâtre et peu savoureux.

La chair ainsi atteinte se conserve mal, rancit plus vite, prend peu le sel et éprouve beaucoup de déchet. C'est même pour ces motifs qu'elle est défendue aux gens de mer.

Sous Louis XIV il y avait des officiers du roi chargés d'inspecter ces animaux; ils portaient le nom de languéyeurs jurés.

Aujourd'hui il y a beaucoup plus de liberté sur les marchés. Les champs de foire sont fréquentés par des hommes qui s'offrent pour visiter les porcs ladres. Ce sont ordinairement des personnages importants, qui guérissent les hommes et les animaux, et qui enlèvent les sorts, etc. Quand ils trouvent un porc dont la langue est atteinte de cysticerques, ils les enlèvent en présence du vendeur et de l'acheteur, l'opération terminée ils disent à l'acheteur : votre porc est languéyé, il ne craint plus rien.

N'est-ce pas une tromperie?

Ne devrait-on pas faire un règlement sur cette maladie pour éviter que ces hommes trompent la bonne foi des honnêtes gens?

Pourquoi les maires instruits et intelligents qui exigent, pour le débit d'un bœuf abattu dans leur ressort, le certificat d'un vétérinaire constatant l'état salubre de la viande, n'exigeraient-ils pas une pièce analogue pour un porc? Le porc n'est-il pas aussi sujet que le bœuf à prendre des affections contagieuses?

Nous avons pu nous convaincre plusieurs fois que

des marchands savaient enlever avec assez d'habileté, au moyen d'une aiguille, les cysticerques qui sont à la base de la langue de ces animaux ; mais un œil exercé reconnaîtra toujours assez facilement cette fraude, qu'on dirait faite à l'emporte-pièce et dont la plaie qui en résulte ne tend pas à se cicatriser. Une loupe, ou tout autre instrument grossissant, devient alors parfois nécessaire, soit pour découvrir des cysticerques, soit pour vérifier exactement la supercherie à laquelle on a eu recours. C'est un moyen que nous conseillons à ceux qui ne voudront pas porter un jugement téméraire et préjudiciable dans les examens qu'ils pourront être appelés à faire en pareil cas.

Le plus habituellement, le vendeur des débris du porc ladre enlève avec des ciseaux les parties des tissus de l'animal qui renferment le plus de cysticerques, et au besoin il fait disparaître la totalité des organes qui en montrent le plus. La chair, ainsi que nous l'avons déjà dit, étant décolorée et jaunâtre, il la colore avec du sang étranger à l'animal ; mais ces fraudes étant toujours faciles à reconnaître, il nous suffit de les dévoiler pour qu'on puisse se prémunir suffisamment contre elles.

LÉGISLATION. — *Peines infligées sous le règne de Louis XIV.* — En consultant les registres de la chambre du roi en 1716, on voit quelles peines sévères étaient infligées aux personnes qui livraient à la consommation des viandes ladres ou de mauvaise qualité, ainsi que l'établit l'arrêté suivant :

Arrêt définitif de la chambre de justice contre
ANTOINE DUBOUT, *du 28 mai 1716.*

« Condamne ledit Antoine Dubout, directeur des
boucheries de l'armée du roi, à faire amende hono-
rable, nu en chemise, la corde au cou, tenant en ses
mains une torche de cire ardente, du poids de deux
livres, ayant écriteau devant et derrière portant ces
mots : *Directeur des boucheries qui a distribué des
viandes ladres aux soldats;* au-devant de la princi-
pale porte et entrée de l'église du couvent des Grands-
Augustins, et là, étant nu-tête et à genoux, dire et
déclarer, à haute et intelligible voix, que, mécham-
ment et comme malavisé, il a distribué et fait distri-
buer des viandes ladres et d'animaux morts naturel-
lement; qu'il s'est servi de fausses romaines pour
peser les viandes ; qu'il a fait vendre à son profit des
bœufs morts ou restés malades en route, dont il a
fait tenir compte par le roi.

» Ce fait a banni et bannit ledit Antoine Dubout,
pour neuf ans, du ressort du parlement de Paris et des
lieux où se tiennent les camps, garnisons et armées
du roi ; lui enjoint de garder son ban sous les peines
portées par la déclaration du roi, qui sont les galères;
lui fait défense, sous les mêmes peines de galères,
de ne plus s'immiscer dans le commerce des boucheries, sous quelque prétexte que ce soit, condamne
ledit Dubout à *cinquante mille livres d'amende envers
le roi* par forme de restitution.

» Et sera ce présent arrêt lu et affiché dans les

villes et frontières du royaume, et partout où besoin sera.

» Fait en ladite chambre, le 28 mai 1716.

» Collationné, signé AMYOT. »

Actuellement, le devoir de l'autorité municipale est de s'appuyer sur les dispositions du décret de la Constituante du 6 octobre 1791, afin

1º de défendre de se servir de la chair du porc lorsqu'elle est envahie par les cysticerques ;

2º D'en tolérer la consommation seulement lorsque les cysticerques sont peu nombreux ; mais à la condition expresse d'en éliminer les parties altérées, et de soumettre à la cuisson les parties qui ne paraissent point atteintes.

La cuisson devra en être prolongée, puisque d'après M. le docteur Delpech « les cysticerques ingérés dans l'estomac de l'homme avec la viande du porc cru ou mal cuite, sont l'origine la plus fréquente, sinon exclusive, du développement de cet entozoaire. »

Il est fâcheux que la ladrerie ne soit pas comprise dans le cadre des affections rédhibitoires ; espérons qu'au premier remaniement des lois, elle fera partie *de ces affections.*

La description de cette maladie intéresse donc tout à la fois, comme nous venons de le voir, l'hygiène privée et publique, l'éleveur, l'acheteur, le consommateur, le médecin, le vétérinaire et l'administration.

AUTEURS CONSULTÉS.

1º Notes prises aux leçons de M. Rodet, professeur de pathologie à l'école vétérinaire de Lyon, aujourd'hui, directeur-professeur de cette école ;

2º Pathologie vétérinaire par M. L. Lafosse, professeur de pathologie médico-chirurgicale et de clinique à l'école vétérinaire de Toulouse ;

3º Dictionnaire général de médecine et de chirurgie-vétérinaire, par MM. les professeurs de l'école vétérinaire de Lyon ;

4º Nouveau dictionnaire lexicographique et descriptif des sciences médicales et vétérinaires, par MM. Raije-Delorme, H. Bouley, Ch. Daremberg, J. Mignon, Ch. Lamy ;

5º Dictonnaire d'Hurtrel d'Arboval ;

6º Police sanitaire de Delafond ;

7º Traité de médecine vétérinaire pratique, par M. L. V. Delwarts professeur de pathologie, de clinique et d'épizooties à l'école vétérinaire de l'État à Cureghem-les-Bruxelles, membre titulaire de l'Académie de médecine, etc. ;

8º Dictionnaire de Nysten ;

9º Éducation, maladies, engraissement et emploi du porc, par Erik Viborg, professeur en chef de l'école royale vétérinaire de Copenhague, et Young, premier dans le comté de Suffolk, en Angleterre ;

10º Traité des maladies du porc par M. Amédée

Pradal, vétérinaire à Castres, membre de plusieurs sociétés savantes;

11º Le Recueil publié à l'école vétérinaire d'Alfort;

12º Le journal des vétérinaires du Midi, publié à l'école vétérinaire de Toulouse;

13º Le Dictionnaire universel d'histoire naturelle en 24 volumes, publié sous la direction de M. C. d'Orbigny.

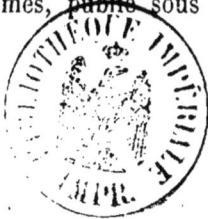

www.ingramcontent.com/pod-product-compliance
Lightning Source LLC
Chambersburg PA
CBHW060522210326
41520CB00015B/4265